나물채취법 ✚ 독초구별법 ✚ 간단한 조리법

비타민의 보물창고
들나물

장호일 엮음

한국인들이 먹는 들나물의 종류

21세기사

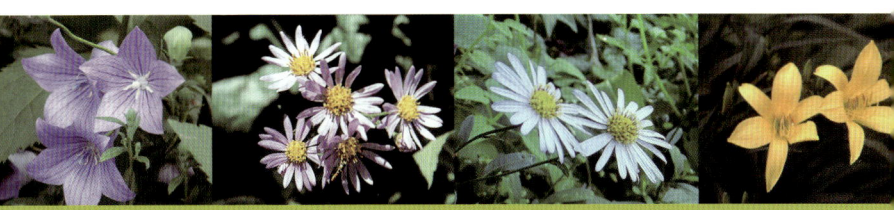

산나물·들나물의 올바른 채취방법

- 가급적 경험자가 아닌 개인이 채취하여 섭취하지 않는다.
- 채취시, 반드시 경험이 있는 사람과 동행하여 산나물에 대한 지식을 충분히 익히고, 필요한 양만큼만 채취한다.
- 닮은 독초를 식용으로 오인할 수 있으므로 확실하지 않은 것은 채취하지 않는다.
- 성장할수록 독성분이 강하게 나타날 수 있으므로 어린순을 채취한다.
- 올바른 조리방법을 반드시 확인하고 섭취한다.

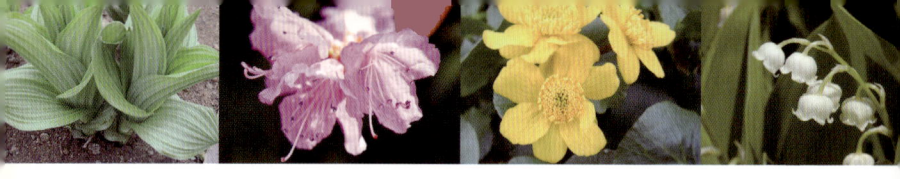

식용으로 오인하기 쉬운 식물, 독초의 구별법 및 주의사항

- 봄철 야산이나 등산로 주변에서 자생하는 야생식물류를 산나물로 오인하여 섭취하거나 원추리 등 식용나물을 잘못 조리하거나 비식용부위를 섭취함으로 인한 식중독 사고가 발생할 우려가 있어 각별한 주의가 필요하다고 당부하였다.

- 특히 봄철에 야생식물류에 의한 식중독 사고는 주로 4~5월에 발생하고 있으며, 전문가가 아닌 일반인들은 독초와 산나물의 구별이 쉽지 않으므로 산에서 직접 산나물을 채취하여 섭취하지 말아야 한다.

- 일반인들이 야생식물을 산나물로 오인하는 대표적인 식물류로는 여로, 동의나물, 자리공 등이 있다.

- 독초인 여로는 잎에 털이 많고 잎맥이 나란히 뻗어 잎맥 사이에 깊은 주름이 있어 잎에 털과 주름이 없는 원추리와 구별되고, 동의나물의 경우 잎이 두껍고 표면에 광택이 있어 부드러운 털로 덮혀 있는 곰취잎과 구별되는 특징이 있다.

- 식용가능한 산나물 중에서는 원추리, 두릅, 다래순, 고사리 등의 경우 고유의 독성분을 미량 함유하고 있어 반드시 끓는 물에 데쳐 독성분을 제거한 후 섭취하여야 한다.

  ※ 원추리는 자랄수록 콜히친(Colchicine)이라는 물질이 많아져 독성이 강해지므로 어린순만 채취하여 충분히 데쳐서 섭취

- 독초를 섭취 후 응급 처치 요령으로는 설사나 복통, 구토, 어지러움, 경련, 호흡곤란 등의 증세가 나타나면 즉시 손가락을 목에 넣어 먹은 내용물을 토하게 한 후 가까운 병원 등에서 치료를 받아야 한다. 토한 후에는 뜨거운 물을 마시게 하고, 병원으로 이동할 때에는 먹고 남은 독초를 함께 가져가는 것이 좋다.
- 산나물에 대한 충분한 지식이 없는 경우 야생식물류를 함부로 채취하지 말 것과 식용 가능한 산나물도 주의하여 섭취하는 등 산나물의 올바른 섭취방법을 확인·준수해야 한다.

산나물 닮은 독초의 종류 및 구별법

산나물	독초
원추리 털과 주름이 없음	**여로(독초)** 잎에 털이 많으며 길고 넓은 잎은 대나무 잎처럼 나란히 맥이 많고 주름이 깊음
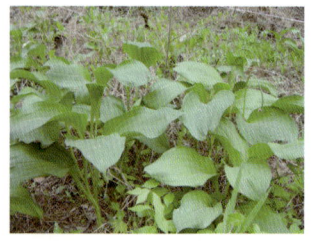 **산마늘** 마늘냄새가 강하고 한 줄기에 2~3장 잎이 달림	**박새(독초)** 잎의 아랫부분은 줄기를 감싸고 여러 장이 촘촘히 어긋나며, 가장자리에 털이 있고 큰잎은 맥이 많고 주름이 뚜렷함
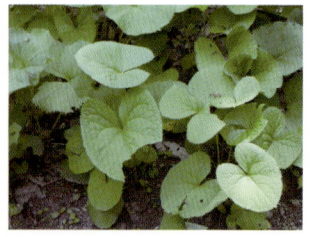 **곰취** 잎이 부드럽고 고운털이 있음	**동의나물(독초)** 주로 습지에서 자라며 둥근 심장형으로 잎은 두꺼우며 앞뒷면에 광택이 있음

산나물	독초
	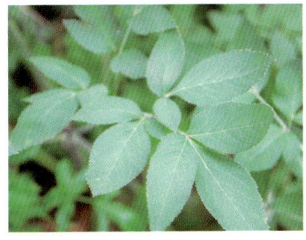
참당귀 잎은 오리발의 물갈퀴처럼 붙이 있고 뿌리와 연결되는 줄기 하단부의 색상이 흰색이며 꽃은 붉은색임	**지리강활(개당귀, 독초)** 잎이 각각 독립되어 있고 뿌리와 연결되는 줄기 하단부의 색상이 붉으며 꽃은 흰색임
	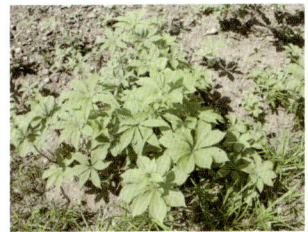
우산나물 잎이 2열로 깊게 갈라짐	**삿갓나물(독초)** 가장자리가 갈라지지 않은 잎이 6~8장 돌려남
	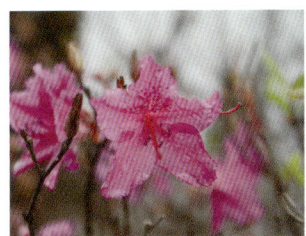
진달래 꽃이 잎보다 먼저 피고 개화시기가 개나리와 유사함	**철쭉(독초)** 잎이 먼저 나오고 꽃이 피거나 꽃과 잎이 함께 피며 일반적으로 진달래보다 개화시기가 늦음

그밖에 주의해야 할 독초의 종류

초오(투구꽃)

자리공

천남성

각시투구꽃

박태기나무꽃

은방울꽃

디기탈리스

애기똥풀꽃

삿갓나물꽃

차례

가는여뀌	14
가락지나물	16
각시취	18
감절대	20
개갓냉이	22
개망초	24
개비름	26
개사철쑥	28
개지치	30
개질경이	32
갯기름나물(방풍)	34
갯메꽃	36
갯방풍	38
거지덩굴	40
고들빼기	42
고마리	44
고추나물	46
광대나물	48
금떡쑥	50
금불초	52
기름나물	54
까치수염	56
깨풀	58
꽃마리	60
꿀풀	62
냉이	64
논냉이	66
달래	68
달맞이꽃	70
닭의장풀	72
대나물	74
댑싸리	76
댕댕이덩굴	78
도깨비바늘	80
돌나물	82
돼지감자	84
등골나물	86
딱지꽃	88
떡쑥	90
뚝갈	92
마디풀	94
마름	96
말냉이	98
머위	100
메귀리	102
메꽃	104
며느리밑씻개	106
며느리배꼽	108
멱쇠채	110
명아주	112
무릇	114
물레나물	116
물여뀌	118
미나리	120

민들레	122	쑥부쟁이	176
바디나물	124	씀바귀	178
방가지똥	126	양지꽃	180
방아풀	128	양하	182
뱀무	130	엉겅퀴	184
번행초	132	여뀌	186
벼룩나물	134	여주	188
벼룩이자리	136	옥잠화	190
별꽃	138	올방개	192
비름	140	옹굿나물	194
뽀리뱅이	142	장구채	196
사데풀	144	젓가락나물	198
사상자	146	제비꽃	200
사철쑥	148	조개나물	202
석잠풀	150	조뱅이	204
소귀나물	152	좀닭의장풀	206
소리쟁이	154	좁쌀냉이	208
솔장다리	156	좁쌀풀	210
솜방망이	158	지칭개	212
쇠뜨기	160	질경이	214
쇠무릎	162	짚신나물	216
쇠비름	164	천문동	218
쇠서나물	166	칠면초	220
수영	168	풀솜나물	222
수송나물	170	피마자	224
순채	172		
쉽싸리	174	식물용어	226

들나물

가는여뀌

잎은 가늘며 피침형이고 양끝이 좁으며 표면에 털이 없으며 뒷면은 잔선점이 밀생하고 녹색이며 씹으면 맵다. 열매는 흑색이며 편달걀모양이고 잔점이 있으며 꽃은 6~9월에 피고 백색이고 줄기는 전체에 거의 털이 없으며 줄기는 곧게 서고 가지가 많이 갈라진다.

이용방법

잎과 줄기에서 즙을 내어 고기잡이에 사용하고 어린순은 식용한다.

가락지나물

잎은 달걀모양이고 표면은 털이 성글게 있거나 없으며 뒷면 맥위에는 복모가 있고 가장자리에 톱니가 있다. 열매는 달걀 모양이고 황갈색이며 6~7월에 익는다. 꽃은 5~7월에 피며 줄기는 잎겨드랑이에서 가지가 옆으로 뻗고 끝이 위를 향하며 위로 향한 털이 있다. 줄기의 마디에서 뿌리가 나기도 한다.

이용방법
봄에 일찍 갓 자라난 연한 줄기와 잎을 나물로 먹는다. 쓴맛이 나므로 데친후 3~4시간 찬물로 우려낸 뒤에 이용한다.

각시취

잎은 긴 타원형 또는 타원형이고 열매는 길이 3.5~4.5mm로서 자줏빛이 돌며 꽃은 8~10월에 피고 꽃부리는 자주색이며 길이 11~13mm이다. 줄기는 곧추서며 세로로 줄이 있고 홍갈색을 띠며 짧은 털과 샘털이 있거나 거의 없으며 날개가 있거나 없고 윗부분에서 가지가 갈라진다.

이용방법
이른 봄에 갓 자라난 어린싹을 나물로 해서 먹는다.

감절대

잎은 어긋나고 넓은 창꼴이며 엽초(葉鞘)모양의 턱잎은 막질로 되어 있다. 꽃은 흰색으로 여름철에 피며 총상화서(總狀花序)를 이룬다. 줄기의 속은 비었으며 어릴 때의 줄기에는 붉은 자주색의 반점이 산재한다. 어릴 때 줄기의 생김새가 호피를 닮아서 호장근이라는 이름이 붙었다.

이용방법
어린순을 나물로 하거나 생것을 먹기도 한다. 나물로 하는것 이외에 국거리나 기름으로 볶아 먹기도 한다.

개갓냉이

줄기잎은 어긋나기하고 피침형으로서 갈라지지 않으며 톱니가 있고 양끝이 좁으며 엽병이 없다. 열매는 장각과 좁은 선형이며 종자는 황색이다. 꽃은 5~6월에 피고 황색이다. 줄기는 높이 20~50cm이고 전체에 털이 없으며 가지가 많이 갈라진다.

이용방법
이른 봄에 나물로 먹으며 약간의 매운맛이 난다. 또한 김치를 담글 때 사용하기도 한다.

개망초

잎은 꽃이 필 때 쓰러지고 달걀모양이고 양면에 털이 있다. 열매는 피침형으로서 털이 있고 8~9월에 익는다. 꽃은 6~7월에 피고 백색이지만 때로는 자줏빛이 도는 혀꽃이 둘러싸고 있다. 줄기는 높이 30~100cm이고 줄기는 곧게서며 전체에 짧고 굵은 털이 있고 가지가 많이 갈라진다.

이용방법
잎이 연하고 부드러워 초여름까지 새순을 뜯어 나물이나 국을 끓여 먹는다.

개비름

잎은 달걀모양이며 표면은 녹색이고 뒷면은 담록색이며 양면에 털이 없다. 열매는 편원형이며 윤채가 있으며 가장자리는 얇다. 8~9월에 열매가 성숙한다. 꽃은 6~7월에 피며 작고 잎겨드랑이와 원줄기 끝에 모여서 이삭꽃차례를 형성한다. 줄기는 높이 30~80cm이고 전체에 털이 없으며 기부에서 많은 가지가 갈라지고 가로 눕거나 비스듬히 서며 연한 녹색이고 능선이 있다.

이용방법
나물로 무쳐 먹거나 국거리로 이용하기에 좋다.

개사철쑥

잎은 꽃이 필 때 쓰러지고 긴 타원형이다. 열매는 길이 1mm정도로서 긴 타원형이고 털이 없다. 꽃은 녹황색으로 7~9월에 피며 암꽃의 꽃부리는 길이 1.5mm정도이고 양성꽃의 꽃부리는 길이 1.8mm정도이다. 줄기는 높이 40~150cm이고 전체에 털이 없으며 가지가 많다.

이용방법
봄에 어린순을 캐어서 나물로 먹는다. 특유의 냄새를 풍기므로 데친 다음 여러 번 헹구며 잘 우려낸 다음 식용한다.

개지치

잎은 흰색의 거센 털이 많고 어긋나기하며 엽병이 없다. 열매는 달걀모양이며 회백색으로서 끝이 둔하고 주름살이 있다. 꽃은 5~6월에 피며 백색이다. 줄기는 높이 20~40cm이고 전체에 백색 복모가 있으며 다소 잿빛이 돌고 곧게 서며 기부에서 많은 가지가 갈라진다.

이용방법
어린순을 데쳐서 나물로 이용한다.

개질경이

잎은 뿌리에서 잎이 뭉쳐 나와서 비스듬히 자라고 백색털이 있다. 열매는 난상 타원형으로서 꽃받침보다 2배정도 길고 허리가 갈라져서 4개의 흑갈색 종자가 나온다. 꽃은 5~6월에 피고 백색이며 잎 사이에서 길이 15~30cm의 꽃대가 곧추자란다. 줄기는 원줄기가 없다.

이용방법
봄부터 초여름까지 어린잎과 뿌리를 나물로 이용한다.

갯기름나물(방풍)

잎은 어긋나기하며 엽병이 길고 회록색으로서 백분을 칠한 듯하며 2~3회 우상복엽이다. 열매는 타원형이며 잔털이 있고 유관이 있다. 꽃은 6~8월에 피며 백색이고 5개의 수술이 있으며 씨방은 하위이다. 줄기는 곧게 자라며 끝부분에 짧은 털이 있고 가지를 치며 그 밖의 부분은 평활하다. 뿌리를 산방풍(山防風), 식방풍(植防風)이라 한다. 땅속 뿌리는 굵고 목부분은 섬유질이 많다.

이용방법

어린순을 나물로 해먹는다. 독성분이 함유되어 있으며 떫고 매운맛이 있으므로 데친 다음 하루 동안 흐르는 물에 담가서 잘 우려낸 뒤에 조리해야 한다.

갯메꽃

잎은 어긋나기하며 신원형이다. 열매는 지름 1.5cm 정도이며 포와 꽃받침에 싸여 있고 속에 검고 단단한 종자가 있다. 꽃은 5~6월에 피며 연한 홍색이고 줄기는 땅속줄기에서 줄기가 갈라져 지상으로 뻗거나 다른 물체에 기어 올라간다. 뿌리는 희고 굵은 땅속줄기가 모래속에서 옆으로 뻗는다.

이용방법
봄에 살찐 뿌리줄기를 찌거나 삶아서 먹는다. 또한 쌀과 함께 죽을 끓이거나 떡을 만들어 먹기도 한다.

갯방풍

잎은 엽병이 길고 지면을 따라 퍼지며 삼각형 또는 난상 삼각형이다. 열매는 둥글며 밀착하고 길이 4mm로서 긴 털로 덮여 있으며 껍질은 코르크질이고 능선(綾線)이 있다. 꽃은 6~7월에 피며 백색이다. 줄기는 높이 5~20cm이며 전체에 백색 융털이 밀포되고 줄기는 짧다. 뿌리는 굵은 황색 뿌리가 땅속 깊이 수직으로 뻗어 있으며 빈방풍(浜防風)이라 한다.

이용방법
연한 잎자루로 생선회를 싸 먹으면 향긋한 맛이 입안에 퍼져 구미를 돋우며 살균작용도 있다고 한다.

거지덩굴

잎은 어긋나기하고 달걀모양 또는 긴 달걀모양이며 꽃은 7~8월에 피며 연한 녹색이고 열매는 둥글고 흑색으로 익으며 크기는 6~8cm이다. 줄기는 털이 거의 없으며 원줄기는 녹자색이며 뿌리가 옆으로 길게 뻗고 새싹이 군데군데에서 나온다.

이용방법
어린순이나 덩굴의 부드러운 끝을 이용한다. 특유의 매운 맛이 있으므로 데친 다음 물에 여러 번 헹구어 나물로 무치거나 조림으로 이용한다.

고들빼기

잎은 꽃이 필 때까지 남아 있거나 없어진다. 열매는 흑색이며 편평한 원뿔모양이고 백색이다. 꽃은 7~9월에 피고 연황색의 머리모양 꽃차례는 가지 끝에 산방상으로 달린다. 줄기는 높이 12~80cm에 달하고 곧게 자라며 가지가 많이 갈라지고 자줏빛이 돌며 전체에 털이 없다.

이용방법

쓴맛이 강하나 이른 봄에 어린싹을 뜯어 나물로 무쳐 먹는다. 늦가을에는 뿌리를 캐어 여러 날 물에 담가 떫은맛을 우려낸 다음 김치를 담가 먹는다.

고마리

잎은 어긋나기하며 표면은 누은 털이 성글게 있으며 변두리에 짧은 연모(緣毛)가 밀생한다. 꽃은 8~9월에 피고 가지 끝에 10~20개씩 뭉쳐서 달리며 열매는 세모진 달걀모양이고 황갈색이며 길이 3mm정도로서 윤채가 없고 꽃받침으로 싸여 있으며 8~9월에 익는다. 줄기는 길이가 1m에 달하며 상부는 비스듬히 서고 줄기는 능선을 따라 아래로 향한 가시가 있으며 털은 없다.

이용방법
4월 하순께 자라나는 어린싹을 캐어 데쳐서 나물로 해먹는다. 매운맛이 강하므로 잘 우려낸 다음 요리한다.

고추나물

잎은 마주나기하며 원줄기를 감싸안고 끝이 둔하며 피침형이며 가장자리가 밋밋하다. 열매는 길이 5~11mm로서 달걀모양이고 열매는 가을철에 익어서 터진다. 꽃은 7~8월에 피고 황색이고 가지 끝에 많이 달리며 전체가 원뿔모양 비슷한 꽃차례로 된다. 높이 20~60cm이고 원줄기는 둥글며 곧게 서고 녹색이며 가지가 갈라진다.

이용방법
어린잎과 줄기를 데쳐서 나물로 이용한다.

광대나물

잎은 마주나기하고 엽병이 길며 원형이고 윗부분의 것은 엽병이 없으며 반원형이고 양쪽에서 원줄기를 완전히 둘러싸며 가장자리에 톱니가 있다. 열매는 소견과로 3개의 능선이 있고 거꿀달걀 모양으로 전체에 흰 반점이 있다. 꽃은 4~5월에 피고 홍자색이다. 줄기는 높이 10~30cm이며 네모지고 기부에서 가지가 많이 갈라져 뭉쳐 나고 원줄기는 가늘며 자주빛이 돈다.

이용방법

이른 봄에 어린싹을 캐어 나물로 무쳐 먹는다. 맵고 쓴맛이 나는 성분이 있으므로 데친 다음 찬물에 오랜 시간 담가 잘 우려내어 식용한다.

금떡쑥

잎은 꽃이 필 때 없어지며 중앙부의 잎은 다닥다닥 어긋나기하고 선형이며 끝이 뾰족하다. 열매는 긴 타원형이며 길이 0.5mm정도로서 잔점이 있고 관모는 오백색(汚白色)이다. 꽃은 8~10월에 황색으로 피며 원줄기 끝과 가지 끝에 핀다. 줄기는 높이 30~60cm이고 윗부분에서 가지가 벌어지며 솜털에 싸여있다.

이용방법
어린잎과 줄기를 데쳐서 식용한다.

금불초

근엽은 보다 소형으로 꽃이 필 때에 마르고 경엽은 어긋나기하며 꽃은 7~9월에 황색으로 피고 가지와 줄기 끝에 산방상으로 달리며 과실은 수과로 10개의 능선과 털이 있으며 줄기는 높이 20~60cm이고 누운 털이 있거나 없다. 근경이 뻗으면서 번식한다.

이용방법
어린순을 채취하여 나물로 먹거나 국거리로 한다. 맵고 쓴맛이 강하므로 끓는 물로 데친 후 찬물에 하루 정도 담갔다가 식용한다.

기름나물

잎은 엽병이 있으며 길이 5~10cm로서 끝이 뾰족하고 넓은 달걀모양이며 꽃은 백색으로 7~9월에 피고 열매는 납작한 타원형이며 길이 3~4mm로서 털이 없고 줄기는 높이 30~90cm이고 흔히 홍자색이 돌며 비교적 가지가 많다. 끝부분에 가는 털이 난다.

이용방법
어린 식물체를 식용으로 이용한다.

55

까치수염

잎은 어긋나기하지만 모여나기하는 것 같으며 선상 긴 타원형이다. 열매는 둥글고 지름 2.5mm가량이며 8~9월에 적갈색으로 익는다. 꽃은 6~8월에 흰꽃이 줄기 꼭대기에서 꼬리처럼 옆으로 핀다. 줄기는 높이 50~100cm이며 줄기 기부는 자홍색을 띠고 원줄기는 원주형으로서 전체에 부드러운 털이 밀생하며 가지가 약간 갈라지거나 없다. 뿌리는 땅속줄기가 옆으로 길게 뻗는다.

이용방법

어린순을 생으로 무쳐 먹거나 데쳐서 나물로 이용한다.

깨풀

잎은 어긋나기하며 달걀모양 또는 넓은 피침형이며 끝이 뾰족하다. 열매는 털이 있고 대가 없으며 둥글다. 종자는 길이 2mm가량으로 넓은 달걀모양이고 흑갈색이며 윤이 나고 밋밋하며 9월에 성숙한다. 꽃은 7~8월에 피고 갈색이다. 줄기는 높이 30~50cm이고 짧은 털이 있으며 줄기는 곧게 서고 가지가 갈라진다.

이용방법

봄철에 연한 순을 따다가 나물로 해먹는다. 매우 쓰고 떫으므로 데친 다음 찬물에 오래 담가 잘 우려서 쓴맛을 없앤 후 식용한다.

꽃마리

잎은 어긋나기하고 긴 타원형 또는 달걀모양이이다. 열매는 짧은 대가 있으며 사면체로 꽃받침이 숙존하며 8월에 익는다. 꽃은 4~7월에 피고 연한 하늘색이며 줄기나 가지 끝에 핀다. 줄기는 높이 10~30cm이고 줄기는 밑으로부터 가지를 많이 쳐서 총생상태를 이루며 전체에 짧은 복모가 있다.

이용방법

이른 봄에 어린 풀을 나물로 먹거나 나물죽을 쑤어 먹는다. 약간 맵고 쓴맛이 있으므로 데쳐서 3~4시간 찬물로 우려낸 다음 식용한다.

꿀풀

잎은 마주나기하며 긴 타원상 피침형이다. 열매는 황갈색이며 7~8월에 성숙한다. 꽃은 5~7월에 피고 적자색이다. 줄기는 네모지며 모여나고 가지가 갈라진다. 전체에 짧은 백색의 털이 있다. 뿌리는 잔뿌리가 사방으로 많이 뻗는다.

이용방법
어린순을 나물로 먹는다. 쓴맛이 강하므로 데쳐서 하루 정도 우려낸 다음 조리해야 한다.

냉이

잎은 많이 돋아서 지면에 퍼지며 엽병이 있고 뭉뚝한 치아모양톱니가 있다. 열매는 편평한 도삼각형이며 꽃은 5~6월에 피며 흰색이다. 줄기는 높이 10~50cm이고 곧게 서며 전체에 털이 없고 줄기 상부에서 가지가 많이 갈라진다. 땅속에 원뿌리가 자라며 뿌리는 맛이 달다.

이용방법

봄의 별미로 뿌리 채 캐어 나물이나 국을 끓여 먹는다. 또한 데쳐서 우려낸 것을 잘게 썰어 나물죽을 끓여먹는다.

65

논냉이

잎은 어긋나기하며 원형 또는 타원형이며 열매는 장각과로서 비스듬하게 위로 퍼지며 털이 없다. 꽃은 4~5월에 피며 꽃잎은 넓은 거꿀달걀모양으로서 길이 8~10mm이다. 줄기는 높이 30~50cm이고 꽃이 필 때까지는 곧게 서지만, 꽃이 지면 기부에서 가늘고 긴 가지가 옆으로 뻗는다.

이용방법
어린순을 깨끗이 다듬어서 살짝 데쳐 무치거나 국을 끓인다.

달래

잎은 1~2개이며 선형 또는 넓은 선형이고 열매는 삭과로서 둥글다. 꽃이 지면 파처럼 까만 씨가 결실한다. 꽃은 4월에 피고 1~2개가 달리며 백색이거나 붉은 빛이 돈다. 줄기는 높이 5~12cm이다. 비늘줄기는 넓은 달걀모양이며 백색이고 길이 6~10mm이며 외피가 두껍고 물결모양으로 꾸불꾸불해지는 횡세포로 되며 2~6개의 새끼(자구)를 형성한다.

이용방법

잎과 알뿌리를 함께 생채로 해서 먹으며 지짐이의 재료로도 이용한다.

달맞이꽃

잎은 끝은 뾰족하며 밑부분이 직접 줄기에 달리고 가장자리에 얕은 톱니가 있으며 짙은 녹색이고 주맥은 희다. 꽃은 7월에 황색으로 피고 저녁에 피었다 아침에 시든다. 과실은 삭과로 곤봉형이며 줄기는 뿌리에서 1개 또는 여러 대가 나와 곧추 선다. 크기는 50~90cm이다.

이용방법

이른 봄에 어린싹을 캐어서 나물로 해먹는다. 매운맛이 있으므로 데쳐서 잠깐 찬물에 우려낸 다음 이용한다. 갓 피어나는 꽃을 튀김으로 해서 먹는 것도 별미다.

닭의장풀

잎은 어긋나기하며 마디가 굵고 열매는 타원형이고 육질이지만 마르면 3개로 갈라지며 꽃은 7~8월에 피고 하늘색 이다. 줄기는 높이 15~50cm이고 밑부분이 옆으로 비스듬히 자란다. 가지가 갈라지고 상부는 비스듬히 올라가며 마디는 크다. 밑부분의 마디에서 뿌리가 내린다.

이용방법

봄에 자라나는 순을 꺾어 나물로 식용한다. 닭고기나 조개와 함께 끓여도 맛이 좋고 튀김으로 해도 좋다.

대나물

잎은 마주나기하며 피침형이고 열매는 삭과로 둥근 모양이고, 4개로 갈라진다. 꽃은 6~7월에 피며 백색이고 줄기는 높이 50~100cm이며 줄기는 한군데에서 여러 대가 나와 곧게 자라며 윗부분에서 가지가 갈라지고 전체에 털이 없다. 뿌리가 굵다.

이용방법

어린순을 나물로 해서 먹는다. 뿌리에는 유독성분이 함유되어 있으므로 먹지 않는 것이 좋다.

댑싸리

잎은 어긋나며 여러 개이고 피침형 또는 선상 피침형이고 열매은 꽃받침에 싸인 낭과로서 납작한 구형이며 뒷면에 날개모양으로 확장된 숙존악이 있고 그 속에 종자 하나가 싸여 있다. 꽃은 7~8월 피고 수술은 5개로 길게 꽃밖으로 나오며 꽃밥은 황색이고 씨방은 원반모양이며 끝부분의 암술대가 2개로 갈라진다. 줄기는 단단하고 곧게 서며 전체에 약간의 털이 있고 줄기는 가지를 많이 친다.

이용방법

늦봄에 어린잎을 나물로 해먹거나 국거리로 식용한다.

댕댕이덩굴

잎은 어긋나기로 달걀꼴 또는 달걀상 원형이고 열매는 거의 구형이고 8~10월에 하얀 가루로 덮이며 흑색으로 익는다. 꽃은 암수딴그루로 6월에 황백색으로 피고 줄기는 길이가 3m에 달하고 줄기와 잎에 털이 있다. 줄기가 어릴 때는 녹색이지만 오래되면 회색으로 된다.

이용방법

이른 봄에 갓 자라나는 연한 순을 나물로 무쳐서 먹는다. 쓴맛이 나므로 데친 뒤 찬물에 담가서 잘 우려낸 후 식용한다.

도깨비바늘

잎은 마주나기하며 중앙부의 것은 양면에 털이 다소 있고 수과는 선형이고 수과의 가시털은 위를 향하고, 관모의 가시털은 밑을 향한다. 꽃은 8~9월에 피고 혀꽃은 황색이고 줄기는 높이가 25~85cm에 달하며 원줄기는 네모지고 거의 털이 없다.

이용방법

봄에 어린순을 따다가 나물로 해먹는다. 쓴맛이 강해 데쳐서 쓴맛을 우려낸 다음 식용한다.

돌나물

잎은 3개씩 돌려나기하며 엽병이 없으며 긴 타원형 또는 거꿀피침모양이고 열매의 골돌은 비스듬히 벌어진다. 꽃은 5~6월에 피며 황색꽃이피며 줄기의 길이는 15cm가량되며 줄기는 밑에서 가지가 갈라져서 지면으로 뻗고 뿌리는 지면으로 뻗은 줄기의 마디에서 뿌리가 내린다.

이용방법

이른 봄에 김치를 만들며 연한 순은 나물로 식용할 수 있다.

83

돼지감자

잎에 밑 부분의 잎은 마주나기하고 윗부분의 잎은 어긋나기하며 털이 있다. 꽃은 9~10월에 피며 황색이고 열매는 비늘조각 모양의 돌기가 있다. 줄기는 높이 1.5~3m이고 거친 털이 있어 껄끄럽다. 땅속줄기 끝이 굵어져서 덩이줄기가 발달하며 털이 있다.

이용방법
덩이줄기를 캐어서 감자처럼 삶아 먹기도 하나 맛은 좋지 않다. 요즘은 성인병에 좋다고 알려져 있어 건강식품으로 알려져 있다.

등골나물

밑 부분의 잎은 작으며 꽃이 필 때 쯤되면 없어지고 중앙부의 큰 잎은 마주나기 하며 꽃은 7~10월에 피며 열매는 길이 3mm정도로서 원통형이고 선과 털이 있으며 관모는 길이 4mm정도로서 백색이다. 줄기는 높이가 2m에 달하며 가지에 꼬부라진 털이 있고 원줄기에 자줏빛이 도는 점이 있으며 땅속줄기는 옆으로 뻗고, 다시 땅속줄기에서 뿌리가 성글게 내린다.

이용방법
봄에 어린순을 나물로 조리하여 먹는다. 쓰고 매운맛이 있어 데쳐서 충분히 우려낸 후 식용한다.

딱지꽃

잎은 밑부분의 것은 점차 작아지고 윗부분의 것은 거꿀피침모양 또는 긴 타원형이며 수과로서 넓은 달걀모양이고 세로로 주름살이 지며 길이 1.3mm정도이고 뒷면에 능선이 있다. 꽃은 황색으로 6~7월에 피고 줄기는 높이 30~60cm이고 모여나기하며 거칠고 크다. 융털이 있다. 땅속에 흑갈색의 굵고 긴 원주상 뿌리가 있다.

이용방법
이른 봄철에 갓 자라나는 어린싹을 나물로 해서 먹거나 국거리로 한다.

떡쑥

잎은 꽃이 필 때 쓰러지며 줄기잎은 어긋나기하고 주걱모양 또는 거꿀피침모양이며 열매는 수과이고, 황백색이고 밑부분이 완전히 합쳐지지 않는다. 꽃은 5~7월에 피고 황색이며 줄기는 높이 15~40cm이고 전체가 백색 털로 덮여 있어 흰빛이 돌며 곧게 서고 땅 가까이에서 많은 가지가 갈라져 포기를 이룬다.

이용방법

어린순을 나물로 해서 먹거나 쑥처럼 떡에 넣어 먹기도 한다. 쓴맛이 있으므로 데칠 때 재를 넣고 데치면 쓴맛과 떫은 맛이 바로 빠진다. 찬물로 잘 우려낸 후 식용한다.

뚝갈

잎은 마주나기하고 단순하거나 우상으로 갈라지며 열매는 길이 2~3mm인 거꿀달걀모양의 수과로서 뒷면이 둥글고 포가 발달한 길이 5~6mm의 둥근 날개가 있다. 꽃은 7~8월에 피고 백색이며 줄기는 높이가 1m에 달하고 백색털이 많으며 밑에서 뻗는 가지가 지하 또는 지상으로 자라면서 번식하고 줄기는 곧게 선다.

이용방법
어린잎을 나물로 먹는다. 쓴맛이 있으므로 데친 다음 충분히 우려낸 후 식용한다. 또한 기름으로 볶아 먹기도 한다.

마디풀

잎은 어긋나고 엽병이 짧으며 긴타원모양 또는 선상 타원형이고 열매는 달걀모양이며 흑색 또는 갈색을 띠고 9~10월에 익는다. 꽃은 6~7월에 피고 줄기는 높이 30~40cm이고 가늘며 길고 곧게 서며 전체에 흰가루가 있어 녹백색을 띤다.

이용방법

4~5월에 연한 순을 따다가 나물로 무쳐 먹는다. 약간 쓴맛이 나므로 데친 뒤 찬물에 담가 쓴맛을 우려낸 후 식용한다.

마름

잎은 수면까지 자란 원줄기 끝에서 많은 잎이 사방으로 퍼져 수면을 덮으며 열매는 T자 모양으로 검고 딱딱한 견과이며, 꽃은 7~8월에 피며 흰빛 또는 약간 붉은빛이 돌고 원줄기는 수면까지 자라며 가늘고 길며 물속의 마디에서는 우상의 수중근(水中根)이 내린다. 진흙 속에 뿌리를 박고 산다.

이용방법
어리고 연한 잎과 줄기를 데쳐서 말려 두었다가 나물로 먹는다. 또한 씨를 쪄서 가루로 빻아 떡이나 죽으로 해서 먹기도 한다.

말냉이

잎은 모여나고 사방으로 퍼지며 넓은 주걱모양이고 열매는 각과로서 원반모양 또는 편평한 도란상 원형이며 꽃은 5월에 피며 흰색이고 줄기는 높이 20~60cm 이고 회록색이 돌며 줄기에 능선이 있고 전체에 털이 없다.

이용방법

이른 봄에 어린순을 뿌리와 함께 캐어서 나물로 해먹거나 국거리로 쓴다.

머위

잎은 엽병이 길며 콩팥모양이고 수과는 원통형이고 털이 없으며 백색이다. 꽃은 이른 봄에 꽃대가 나오고 평행한 맥이 있는 포가 화경에서 어긋나기한다. 뿌리는 땅속줄기가 사방으로 뻗으면서 번식하며 땅 위에는 줄기가 없다.

이용방법

식용법으로 엽병을 삶아서 물에 담그어 아릿한 맛을 우려낸 후 껍질을 벗겨 간을 해서 먹고 잎은 우려서 나물로하거나 기름으로 볶아 먹기도 한다. 볶음, 조림, 장아찌, 정과 등으로 조리하기도 한다. 갓 자라나는 꽃은 생것을 덩어리채로 된장속에 박거나 또는 튀김으로 하면 맛이 대단히 좋다. 또 차를 끓여 먹기도 하고 술에 담그어 약술을 만들기도 한다.

메귀리

잎은 녹색이며 엽초에 털이 없고 잎혀는 둔두이며 가장자리가 불규칙하게 갈라진다. 열매는 방추형이고 한쪽에 홈이 있으며 끝에 털이 있다. 꽃은 5~6월에 피고 줄기는 1포기에서 3~4대가 나오고 높이 60~100cm이며 매끄럽고 속이 비어 있다.

이용방법

열매를 도정하여 쌀이나 보리와 섞어서 밥을 짓거나 죽을 끓여 먹는다.

메꽃

잎은 어긋나기하고 긴 타원상 피침형이고 열매는 삭과로서 구형이다. 꽃은 엷은 홍색으로 6~8월에 피고 줄기는 땅속줄기 군데군데 덩굴줄기가 나와 다른 것을 감아 올라간다. 뿌리는 백색 땅속줄기가 사방으로 길게 뻗는다.

이용방법

봄에 살찐 뿌리줄기를 찌거나 삶아서 먹는다. 또한 쌀과 함께 죽을 끓이거나 떡을 만들어 먹기도 한다. 어린순은 나물로 해서 먹을 수 있다.

며느리밑씻개

잎은 어긋나기하고 삼각형이고 열매는 둥글지만 약간 세모가 지고 끝이 뾰족하며 꽃은 7~8월에 피며 연한 홍색이지만 끝부분은 적색이고 줄기는 길이 1~2m이며 네모졌고 가지가 많이 갈라지고 엽병과 더불어 거슬러난 갈고리 가시가 있으며 붉은 빛을띤다.

이용방법
봄에 어린순을 그대로 먹거나 나물로 무쳐 먹는다. 나물로 할 때에는 살짝 데쳐 찬물로 한 번 헹군 다음 이용한다.

며느리배꼽

잎은 어긋나기하고 긴 엽병이 잎 밑에서 약간 올라 붙어 있어 배꼽이라는 이름이 생겼으며 열매는 난상 구형이며 약간 세모가 지고 흑색이며 8~9월에 익는다. 꽃은 7~9월에 피며 꽃받침은 연한 녹색이 돌며 줄기는 길이 2m정도 뻗으며 엽병과 더불어 밑으로 난 가시가 있어 다른 물체를 걸고 자라 오른다.

이용방법
신맛과 향취가 있어 날 것을 그대로 먹거나 나물로 해서 먹는다. 잎자루와 잎 뒤에 가시가 있으므로 되도록 어린순을 따야 한다.

멱쇠채

근생엽은 로제트형으로 퍼지며 총상 피침형이고 열매는 선형이며 길이 13mm, 지름 1mm 정도로서 백색이고 관모는 연한 갈색이다. 꽃은 5~6월에 피고 1개의 화경이 나와서 그 끝에 1개의 꽃이 달리며 굵은 뿌리가 있다.

이용방법

연한 꽃대를 생식하고 어린 순은 나물로 이용한다.

명아주

잎은 어긋나며 능상달걀모양(菱狀卵形) 또는 삼각상 달걀모양이며 열매는 꽃받침에 싸인 낭과로서 납작한 원형이며 숙존악이 있고 꾸부러진 배가 들어 있는 종자는 흑색 윤채가 있다. 꽃은 황백색으로 6~7월에 피며 줄기는 녹색 줄이 있으며 곧게 선다.

이용방법

어린순을 나물 또는 국거리로 사용한다. 어린순에는 가루와 같은 물질이 붙어 있어 이것을 씻어낸 다음 데친다.

무릇

잎은 봄과 가을 두 차례에 걸쳐 2개씩 나오고 열매는 길이 5mm로서 도란상 구형이고 종자는 넓은 피침형이다. 꽃은 7~9월에 피고 비늘줄기는 난상 구형이며 길이 2~3cm이고 외피는 흑갈색이다. 수염뿌리가 내린다.

이용방법

4월 중순부터 5월 초순에 알뿌리를 캐어서 잎과 함께 약한 불로 장시간 고아 엿처럼 된 것을 먹는다.

물레나물

잎은 마주나기하며 엽끝이 뾰족한 피침형이며 삭과는 달걀모양이고 꽃은 6~8월에 피고 황색 바탕에 붉은빛이 돌며 줄기는 높이 50~100cm이고 근경이 있고 근경에서 뿌리가 내린다.

이용방법

봄에 어린순을 나물로 해서 먹는다. 데쳐서 찬물로 한 번 정도 헹구기만 하면 되고 우려낼 필요는 없다.

물여뀌

잎은 긴 타원형이며 끝이 둔하거나 둥글고 밑부분은 심장저이다. 열매는 둥글고 양쪽이 볼록하고 흑갈색이다. 꽃은 8~9월에 피고 연한 홍색이고 원줄기가 진흙 속으로 뻗고 마디에서 뿌리가 내리며 지상에서 자라는 것은 곧추서서 많은 잎이 달리지만 물속에서 자라는 것은 잎겨드랑이에서 꽃이 피는 짧은 화경이 나오고 모두 털이 없다. 근경이 길게 가로 뻗어가면서 번식한다.

이용방법
어린 순과 잎은 식용하는데 고기의 냄새나 생선의 비린맛을 없애주는 효과가 있으므로 고기요리나 생선요리에 같이 요리하면 좋다.

미나리

잎은 어긋나기하고 삼각형 또는 삼각상 달걀모양이고 분과는 타원형이고 가장자리의 능선이 코르크화되며 긴 암술대가 있다. 꽃은 7~9월에 원줄기 끝부근에서 잎과 마주나기하며 백색꽃이 달리며 줄기는 높이가 30cm에 달하고 털이 없다.

이용방법
생채로 버무려 나물로 먹으며 각종 무침에도 들어가며 김치 담그는데도 넣는다.

민들레

잎은 도피침상 선형이며 무 잎 처럼 깊게 갈라지고 열매는 5~6월이 되면 꽃이 시든 자리에서 씨앗의 날개가 돋아나 하얗고 둥근 모양으로 부푼다. 꽃은 4~5월에 피고 꽃부리는 황색이며, 원줄기가 없이 잎이 모여나고 옆으로 퍼진다. 뿌리는 육질로서 길며, 포공영근(浦公英根)이라 한다.

이용방법

봄에 어린것을 뿌리째 캐어 나물이나 국거리로 먹는다. 쓴맛이 강하므로 데쳐서 우려낸 후 식용한다.

바디나물

잎은 엽병이 길며, 삼각상 넓은 달걀모양이고 열매는 타원형이며 편편하고 길이 5mm이며 늑(肋)사이에 1~4개, 합생면에 4~6개의 유관이 있고 좌우에 날개 모양이 되어 있다. 꽃은 8~9월피고 줄기는 높이 80~150cm이고 세로로 조선이 발달한다. 근경은 짧고, 뿌리가 굵다.

이용방법

봄철에 연한 순을 뜯어 나물로 무쳐 먹는다.

방가지똥

잎은 꽃이 필 때 쓰러지거나 남아 있고 밑부분의 잎보다 작다. 밑부분의 잎은 긴 타원형 또는 넓은 거꿀피침 모양이고 수과는 갈색의 거꿀달걀 모양이며 9~10월에 익는다. 꽃은 5~9월에 피고 꽃부리는 황색 또는 백색이고 줄기는 높이 30~100cm이며 뿌리는 방추형이다.

이용방법

늦가을 또는 이른 봄에 어린싹을 나물로 하거나 국에 넣어 먹는다. 맛이 쓴 성분이 있으므로 데쳐서 물에 몇 시간가량 담가 우려낸 후 식용한다.

127

방아풀

잎은 마주나기하며 넓은 달걀모양이고 끝이 뾰족하며 분과는 편평한 타원형이고 윗부분에 점같은 선이 있다. 꽃은 8~9월에 피고 연한 자주색이며 2강수술이 있다. 줄기는 높이 50~100cm이고 네모진 능선에 밑을 향한 짧은 털이 있으며 곧게 선다.

이용방법

어린순을 나물로 무쳐 먹는다. 쓴맛을 지니고 있으므로 데친 뒤에 찬물로 여러 차례 우려낸 후 식용한다.

뱀무

줄기잎은 엽병이 짧고 거꿀달걀모양 또는 넓은타원모양이며 열매는 두상과(頭狀果)로서 다소 구형이고 수과에 센털이 밀생한다. 꽃은 황색으로 6월에 피며 줄기의 윗부분에서 가지가 갈라지고, 높이 25~100cm이고 전체에 털이 있다.

이용방법

봄에 어린싹을 나물로 먹는다. 뿌리는 생것을 그대로 된장이나 고추장에 박아 장아찌로 해서 먹을 수 있다.

번행초

잎은 어긋나기하고 두꺼운 난상 삼각형이며 열매는 꽃이지면 시금치 씨처럼 4~5개의 딱딱한 뿔같은 돌기와 더불어 꽃받침이 붙어 있는 열매가 달린다. 꽃은 개화기가 길어서 4월부터 11월까지 계속 피며 제주도에서는 1년 내내 꽃이 핀다. 줄기가 땅에 기듯 뻗어가면서 자라는데 가지를 많이 쳐서 포기가 커진다.

이용방법

일년 내내 어린순을 뜯어다가 나물이나 국거리로 한다. 국거리는 생것을 그대로 써도 좋고 기름에 볶아 먹기도 한다.

133

벼룩나물

잎은 마주나기하며 엽병이 없고 삭과는 타원형이며 7월에 익어 끝이 6조각으로 갈라진다. 꽃은 양성으로서 4~5월에 피며 백색이고 줄기는 높이 15~25cm로서 가늘며 털이 없고 기부에서 많은 가지가 나와 원줄기와 가지를 구별하기 어려울 정도로 자라기 때문에 마치 모여나기한 것처럼 보인다.

이용방법
어린순을 캐어 나물로 하거나 국에 넣어 먹는다.

벼룩이자리

잎은 마주나기하고 엽병이 없으며 달걀모양 또는 넓은 타원형이고 열매는 삭과로서 달걀모양이며 길이 0.3~0.5mm이고 짙은 갈색이며 겉에 잔점이 있다. 꽃은 4~5월에 피며 백색이고 줄기는 전체에 밑을 향한 짧은 털이 있고 원줄기는 밑에서부터 많이 갈라지며 높이 10~25cm로서 밑부분의 옆으로 뻗는 가지가 땅에 닿는다.

이용방법
이른 봄에 어린싹을 캐어 가볍게 데쳐서 나물로 무쳐 먹거나 국거리로 한다.

별꽃

잎은 마주나기하고 달걀모양이며 과실은 삭과로서 꽃받침보다 길고 달걀모양이고 끝이 6갈래로 갈라지며 숙존악에서 나오고 종자는 껍질의 겉에 젓꼭지모양의 돌기가 있다. 꽃은 5~6월에 피고 줄기는 높이 10~20cm이고 기부에서 가지가 많이 나와 모여나기한 것처럼 보이고 한쪽에만 연한 털이 줄지어 있다.

이용방법

봄에 연한 순을 나물이나 국에 넣어 먹는다.

비름

잎은 어긋나기하고 녹색이며 사각상 넓은 달걀모양 또는 삼각상 넓은 달걀모양이고 열매는 타원형이며 꽃은 7월경에 피며 줄기는 높이가 1m에 달하며 전체가 녹색이고 줄기는 곧게 서며 드문드문 굵은 가지가 뻗는다.

이용방법

어린순을 나물로 하거나 국에 넣어 먹는다. 맛이 담백하며 시금치와 흡사하다.

뽀리뱅이

근생엽은 로제트형으로 비스듬히 자라며 거꿀피침모양이고 수과는 납작하며 갈색이고 꽃은 5~6월에 피며 꽃부리는 황색이며 길이 5~8mm 지름 0.7~1.1mm이고 판통은 길이 2~3mm로서 윗부분에 털이 있다. 줄기는 높이 15~100cm이고 전체에 퍼진 털이 밀생한다. 원줄기는 밑에서부터 갈라진다.

이용방법

이른 봄에 어린싹을 캐어서 나물로 먹거나 국에 넣어 먹는다.

사데풀

잎은 어긋나기하며 엽병이 없고 어려서는 자홍색을 띠나 자라면서 회록색을 띤다. 수과는 갈색의 타원형이며 9~10월에 익는다. 꽃은 8~10월에 피고 꽃은 모두 혀꽃이며 황금색이고 줄기는 높이 30~100cm이고 전체에 유백색즙이 있으며 줄기는 곧추서고 단일하거나 가지를 적게 치며 털이 없고 세로로 줄이 있다.

이용방법

이른 봄에 갓 자라나는 어린싹을 캐어 나물로 무쳐 먹는다.

사상자

잎은 어긋나기하며 3출엽이고 열매는 4~10개씩 달리며 달걀모양이고 꽃은 백색으로 6~8월에 피며 줄기는 높이 30~70cm이고 전체에 짧은 복모가 있다. 줄기는 곧게서며 원주형이고 윗부분에서 가지를 내며 가는 홈줄이 있다.

이용방법

이른 봄에 어린싹을 뿌리와 함께 나물로 해 먹는다. 쓴맛이 강하므로 데쳐서 잘 우려내야 한다.

사철쑥

잎은 꽃이 달리지 않는 가지 끝의 잎은 로제트형으로 달린다. 열매는 수과이다. 꽃은 황색이며 8~9월에 피고 줄기는 높이 30~100cm이며 밑부분은 목질이 발달하여 나무처럼 되고 가지가 많이 갈라지며 처음에는 견모(絹毛)로 덮여있다.

이용방법

봄에 어린 풀을 뜯어다가 나물로 해서 먹는다. 쓴맛이 있으므로 데쳐서 우려낸 다음 조리한다. 쑥떡을 만들어 먹기도 한다.

석잠풀

잎은 마주나기하며 피침형이고 끝은 뾰족하며 열매는 수과이며 2~3분과는 모과 있는 구형으로 숙존악 밑에 있다. 꽃은 6~9월에 피며 홍색이고 높이 30~60cm이고 마디의 백색 털 이외에는 털이 없고 둔하게 네모가 진다. 백색 땅속줄기가 옆으로 길게 뻗고, 마디 부분에서 잔뿌리가 여러 개가 내린다.

이용방법
어린잎을 데쳐서 나물로 이용한다.

소귀나물

잎은 한군데에서 모여나기하고 열매는 둥글게 모여 달리고 연한 녹색으로서 편평하다. 꽃은 8~9월에 피고 백색이고 근경은 짧고 밑부분에서 수염뿌리가 사방으로 퍼지며 굵은 땅속줄기가 옆으로 뻗으면서 끝에 굵은 남색의 덩이줄기가 달리고 비늘조각에 둘러싸여 있으며 끝에서 눈이 나온다. 근경을 택사라고 한다.

이용방법
뿌리 끝에 달리는 알줄기를 채취하여 알줄기의 껍질을 벗겨서 무침이나 조림으로 요리한다.

소리쟁이

근생엽은 엽병이 길며 피침형 또는 긴 타원형에 가깝고 수과는 3릉형(三稜形)이며 3개의 숙존악에 싸여 있고 날개는 달걀모양 또는 심장형이며 거의 톱니가 없고 꽃은 엷은 녹색의 원뿔모양 꽃차례로 6~7월에 피며 높이 30~80cm이고 줄기는 곧게 자라며 녹색 바탕에 흔히 자줏빛이 돈다. 뿌리가 비대해진다.

이용방법

어린잎을 나물로 하거나 국에 넣어 먹는다. 특히 고깃국에 넣으면 맛이 훌륭하다. 국에 넣을 때에는 데치지 않고 사용한다.

155

솔장다리

잎은 어긋나기하며 엽병이 없고 낭과는 꽃받침의 밑부분으로 싸여 있으며 1개의 종자가 들어 있고 배(胚)는 나선형이며 9월에 익는다. 꽃은 7~8월에 피고 줄기는 높이가 30cm에 달하고 기부로부터 많은 가지가 갈라지며 곧게 서거나 비스듬히 자라고 처음에는 연하지만 점차 딱딱해진다. 포기가 반구형을 이룬다.

이용방법
어린잎과 줄기를 살짝 데쳐서 나물로 이용한다.

솜방망이

잎은 로제트형으로 퍼지고 개화기까지 남아 있으며 긴 타원형 또는 도란상 긴 타원형이고 수과는 원통형이고 털이 밀생한다. 꽃은 5~6월에 피고 황색이다. 높이 20~65cm이며 곧게 자라고 원줄기는 화경상으로서 거미줄같은 백색 털이 밀생하며 자줏빛이 돈다. 잔뿌리가 사방으로 내린다.

이용방법

봄에 어린순을 나물로 먹는다. 쓴맛이 나고 유독성분이 함유되어 있으므로 데쳐서 흐르는 물에 하루정도 담가 충분히 우려낸 다음 조리 한다. 독성식물의 하나이므로 주의해야 한다.

쇠뜨기

잎의 수는 원줄기의 능선수와 같고 가지에는 4개의 능선이 있으며 윤생엽도 4개이다. 포자낭수는 긴 타원형이고 육각형의 포자엽이 서로 밀착하여 거북등처럼 되며 생식경은 이른 봄에 나와서 끝에 뱀대가리같은 포자낭수를 형성하고 마디에 비늘같은 잎이 돌려나기하며 가지가 없다. 땅속줄기는 길게 뻗으며 번식한다.

이용방법

홀씨가 성숙되기 전에 어린 홀씨줄기를 꺾어 마디에 붙어 있는 치마와 같은 것을 따버리고 살짝 데쳐서 나물 무쳐 먹는다.

쇠무릎

잎은 마주나기하며 긴 타원형, 타원형 또는 거꿀달걀모양이고 양끝이 좁으며 털이 약간 있고 과실은 낭과로서 긴타원모양이며 열매는 쉽게 떨어져서 옷같은 데 잘 붙는다. 꽃은 8~9월에 피고 원줄기는 네모지고 높이 50~100cm이며 곧게 자라고 가지가 많이 갈라지며 마디가 높아서 무릎같이 보이므로 쇠무릎이라고 한다. 뿌리가 굵고 길며, 우슬(牛膝)이라 한다.

이용방법

봄에 어린순을 나물로 하거나 국에 넣어 먹는다. 약간 쓴맛이 나므로 데친 후 찬물에 우려낸 후 식용한다.

쇠비름

잎은 마주나기 또는 어긋나기하지만 끝부분의 것은 돌려나기한 것 같으며 긴 타원형이며 열매는 타원형이고 꽃은 양성으로서 6월부터 가을까지 계속 피고 황색이며 줄기 전체에 털이 없고 높이가 30cm에 달하며 갈적색이고 육질이며, 뿌리는 백색이지만 손으로 훑으면 원줄기와 같이 적색으로 된다.

이용방법

봄부터 여름까지 계속 연한 순을 나물로 해 먹는다.

쇠서나물

근생엽은 꽃이 필 때 없어지고 뭉쳐나며 꽃은 6-9월에 피며 황색이며 줄기와 가지 끝에서 산방상으로 달린다. 열매는 홍갈색의 방추형이고 흑색 털이 있으며 9월에 익는다. 줄기는 높이가 90cm에 달하고 줄기는 곧게 서며 기부는 자홍색을 띠고 윗부분에서 다소 가지를 내며 전체에 갈고리 끝으로 가닥난 갈색의 거센털이 있어 잎은 옷에 잘 붙는다.

이용방법
어린잎을 데쳐서 무침으로 요리해 먹거나 기름에 볶아서 식용한다.

수영

잎은 모여나기하며 엽병이 길고 창검같은 모양이며 과실은 수과로서 세모난 타원형이며 꽃은 암수딴그루로서 5~6월에 피며 홍록색이고 줄기는 높이 30~80cm이며 원줄기는 곧게 서고 원주형이며 모가 나고 보통 녹색 또는 홍자색을 띠며 신맛이 난다. 땅속줄기는 다소 비후하며 짧고 수염뿌리가 많으며 단면은 황색이다.

이용방법
어린순은 소금에 절여서 먹고 어린잎은 나물로 해 먹는다.

수송나물

잎은 어긋나기하고 짙은 녹색이며 솔잎처럼 가늘고 끝이 뾰죽하며 꽃은 7~8월에 피고 연한 녹색이며 열매는 연골질(軟骨質)의 꽃받침으로 싸여 있으며 줄기는 밑부분에서 많은 가지가 갈라지고 비스듬히 서거나 옆으로 기며 높이 10~40cm로서 전체에 털이 없다.

이용방법

어린잎과 줄기를 살짝 데쳐서 나물로 이용한다.

순채

잎은 어긋나기하고 잎이 피려고 할 때 어린 줄기와 더불어 우무같은 점질의 투명체로 덮이며 열매는 달걀모양이며 물 속에서 성숙하고 꽃받침과 암술대가 달려 있다. 꽃은 6~8월에 피며 검은 홍자색이며 원줄기는 물 속에서 수면을 향해 길게 자라며 드문드문 가지를 친다. 근경이 옆으로 가지를 치면서 자라고 잔뿌리가 많이 내린다.

이용방법

5~6월에 어린순을 따서 살짝 데쳐 막장에 무쳐 나물로 먹는다. 오이와 섞어 양념장으로 무쳐 먹어도 좋다.

쉽싸리

잎은 마주나기하며 거의 엽병이 없고 옆으로 퍼지며 광피침형이고 수과로서 4면형이고 활택(活澤)하다. 꽃은 암수딴그루고 7~8월에 소형으로 피며 백색이고 높이가 1m에 달하며 원줄기는 곧게서고 네모가 지며 녹색이지만 마디는 검은 빛이 돌고 백색 털이 있으며 옆으로 뻗는 가지 끝에서 새순이 나온다. 땅속줄기는 백색이고 굵다.

이용방법

이른 봄에 굵은 땅속줄기를 캐어 나물로 무치거나 가볍게 삶아 먹는다. 쓴맛이 있으므로 데쳐서 찬물에 잘 우려낸 다음 식용한다.

쑥부쟁이

잎은 어긋나기하고 난상 긴타원모양이며 열매는 수과로 달걀모양이고 10~11월에 익는다. 꽃은 7~10월에 연한 자색(혀꽃), 노란색(통상화)으로 핀다. 줄기는 녹색 바탕에 자줏빛을 띠며, 곧추서고 상부에서 가지를 친다. 근경은 옆으로 길게 뻗는다. 원줄기가 처음 나올 때는 붉은빛이 강하며 점차 녹색 바탕에 자줏빛을 띤다.

이용방법

어린싹을 데쳐서 나물로 먹고 기름에 볶아 조리를 해도 좋다. 또한 밥을 지어먹기도 하고 튀김으로 조리하기도 한다.

씀바귀

근엽은 도피침상 장 타원형 또는 거꿀피침모양으로 끝이 뾰족하고 꽃은 5~7월에 황색으로 피고 열매는 10개의 능선이 있으며 관모는 연한 오갈색이다. 줄기는 곧추서고 상부에서 가지가 갈라지며 백색 유즙이 있어 쓴맛이 강하다. 근경은 짧고 드물게 짧은 포지를 낸다.

이용방법

이른 봄에 어린잎이나 뿌리줄기를 캐어서 나물로 무쳐 먹거나 지짐이로 해서 먹는다. 쓴맛이 강하므로 데쳐서 찬물에 오랫동안 우려내어 조리한다.

양지꽃

근생엽은 여러개가 나와 사방으로 비스듬히 퍼지며, 열매는 수과로서 털이 없고 달걀모양이며, 길이는 2mm 정도이고 가는 주름살이 있다. 꽃은 4~6월피며, 황색이고 줄기의 길이는 30~50cm 정도로 자라며 비스듬히 옆으로 서고 전체에 긴 털이 있다. 굵은 뿌리와 잔뿌리가 사방으로 내린다.

이용방법
이른 봄에 새순을 따다 나물로 먹는다.

양하

잎은 어긋나기하며 피침형 또는 긴 타원형이고 삭과이며 끝이 뭉뚝하고 3갈래이다. 꽃은 8~10월에 피며 황색꽃이 핀다. 수술은 1개이며 꽃밥부리 끝이 길게 자라서 안쪽으로 말려 암술대를 감싼다. 땅속줄기가 옆으로 뻗고 비늘잎이 있다.

이용방법

줄기와 열매를 식용한다. 나물이나 김치 등을 만들어 먹기도 하며 찌개에 넣어 먹기도 한다.

엉겅퀴

근생엽은 꽃이 필 때까지 남아 있고 경색엽보다 크며 타원형 또는 피침상 타원형이고 수과는 길이 3.5~4mm이며 관모는 길이 16~19mm이고 백색이다. 꽃은 6~8월에 피며 꽃은 전부 관상화이고 꽃부리는 자주색 또는 적색이며 높이 50~100cm로서 전체에 백색 털과 거미줄 같은 털이 있으며 줄기는 곧게 서고 가지가 갈라진다. 뿌리 지상부를 대계라고 한다.

이용방법

어린잎을 나물 또는 국거리로 한다. 연한 줄기는 껍질을 벗겨 된장이나 고추장 속에 박아 두었다가 식용한다.

여뀌

잎은 엽병이 없고 어긋나기하며 피침형이고 양끝이 좁으며 가장자리가 밋밋하고 열매는 수과로서 흑색이며 편달갈모양(扁卵形)이고 잔점이 있으며 꽃은 6~9월에 피고 줄기는 높이 40~80cm이고 전체에 거의 털이 없으며 줄기는 곧게 서고 가지가 많이 갈라진다.

이용방법

어린싹을 생선회에 곁들여 먹는다. 향신료 역할을 하여 비린내를 느끼지 못하게 한다.

187

여주

잎은 어긋나기하고 엽병이 길며 열매는 타원형이며 혹 모양의 돌기가 밀생하고 황적색으로 익으면 꽃은 일가화로서 황색이며 줄기는 가늘고 길이 1~3m 자라며 덩굴손으로 다른 물건을 감아서 올라간다.

이용방법

어린 여주열매를 채취하여 반으로 가르고 씨를 빼낸 다음 소금을 넣은 물에 1분정도 데쳐서 무침으로 조리한다. 약간의 쓴맛이 있다.

옥잠화

잎은 엽병이 길며 난원형이며 끝이 갑자기 뾰족해지고 삭과는 삼각상 원주형이며 밑으로 처지고 종자는 가장자리에 날개가 있으며 10월에 익는다. 꽃은 해가 지는 저녁에 피고 아침에 오므라 든다. 수술은 6개로서 화피와 길이가 비슷하고 암술은 한 개다. 근경이 굵다.

이용방법

맛이 담백해서 나물로 있고 국거리나 쌈으로도 요리해 먹는다.

올방개

엽초는 얇은 막질로 짙은 적갈색이다. 수과는 거꿀달걀모양이며 길이 1.8~2mm로서 부풀은 양쪽이 볼록하고 황갈색이 난다. 꽃은 7~10월에 피고 줄기는 둥글며 속이 비어있고 마디가 있으며, 마디마다 격막으로 막혀 있다. 줄기색은 녹색이 나며 싱그럽다. 근경은 길게 뻗고 그 끝에 직경 5~8mm정도 되는 덩이줄기가 달린다. 줄기 밑부분에서는 많은 잔뿌리가 사방으로 뻗어있다.

이용방법

덩이줄기를 잘 씻어 갈아 앙금을 가라앉힌 후, 웃물을 따라 버리고 중불에 저어가며 앙금을 쑤어 그릇에 담아 식혀 묵으로 만들어 먹는다.

옹굿나물

처음에 나온 잎은 꽃이 필 때까지 그대로 남아 있으며 선상 피침형이고 양끝이 좁으며 수과는 긴 타원형이고 10~11월에 익는다. 꽃은 8~10월에 피고 줄기는 높이 30~100cm이고 줄기는 곧추서며 세로로 능선이 있고 윗부분에서 가지가 산방상으로 퍼지며 깔깔한 털이 밀생한다. 근경이 짧다.

이용방법
어린싹을 나물로 먹는다. 다소 떫고 쓴맛이 나므로 데친 다음 반나절 가량 찬물에 담가 두었다가 조리한다.

장구채

잎은 마주나기하며 긴 타원형, 달걀모양 또는 넓은 피침형이고 삭과는 달걀모양이고 길이 7~8mm로서 대가 짧으며 끝이 6개로 갈라지고 숙존악이 있다. 꽃은 7월에 피며 꽃잎은 백색이고 5개이며 끝이 2개로 갈라지고 줄기는 곧게 서고 분지하지 않으며 높이 30~80cm로서 털이 없고 밋밋하며 자줏빛이 도는 녹색이지만 마디부분은 흑자색이다.

이용방법

어린싹을 캐어 끓는 물에 데쳐 찬물로 우려낸 다음 갖가지 양념으로 간을 맞추어 먹는다. 국거리로도 식용할 수 있다.

젓가락나물

근생엽은 엽병이 길며 거꿀피침모양 예두(銳頭)로서 뾰족한 톱니가 있고 양면에 복모가 있다. 수과는 타원형이며 양쪽 가장자리 근처에 희미한 능선이 있고 꽃은 6월에 피며 황색이고 줄기는 전체에 퍼진 털이 있으며 곧게 서고 높이 40~60cm로서 많은 가지가 갈라지며 속은 비어 있다. 근경은 짧고 끝에 근생엽이 뭉쳐 난다.

이용방법

이른 봄에 어린순을 나물로 해서 먹는다. 독성분을 없애기 위해 데쳐서 흐르는 물에 이틀 정도 담가 충분히 우려내야 한다. 맛이 좋은 것도 아니므로 가급적 식용하지 않는 것이 좋다.

제비꽃

잎은 피침형이 삭과로서 넓은타원모양이고 3갈래로 벌어진다. 꽃은 보라색 또는 짙은 자색으로 4~5월에 피며, 줄기는 없다. 근경은 길이 3~10mm이며 암갈색의 뿌리가 있다. 지상경이 없이 뿌리잎이 뭉쳐 난다.

이용방법

이른 봄에 어린순을 뿌리와 함께 나물로 먹는다. 약간 쓴맛이 나므로 데쳐서 우려내야 한다.

조개나물

잎은 마주나기하며 타원형 또는 달걀모양이고 열매는 4분과는 거꿀달걀모양이며 능각이 없고 뒷면에 그물맥이 있으며 앞쪽 밑부분에 큰 부착점이 있다. 꽃은 5~6월에 피고 자색이며 줄기는 높이가 30cm에 달하고 긴 털이 밀생한다. 뿌리는 짧은 근경 끝에 잔 뿌리가 사방으로 뻗어 나간다.

이용방법

봄에 어린잎을 데쳐서 나물로 이용한다.

조뱅이

근생엽은 꽃이 필 때 쓰러지며 줄기잎은 긴 타원상 피침형이고 수과는 타원형 또는 달걀모양으로서 길이 3mm정도이며 털이 없고 8~9월에 익는다. 꽃은 암수딴그루며 5~8월에 피고 자주색이며 줄기에 줄이 있고 자줏빛을 띠며 윗부분에서 가지가 적게 갈라지고 거미줄털이 있거나 없다. 근경은 길고 가로 뻗으면서 번식하여 군집을 이룬다.

이용방법

봄에 어린순을 나물로 해먹거나 국을 끓여 먹을 수 있다.

좀닭의장풀

잎은 어긋나기하고 선형 또는 선상 피침형으로 삭과는 타원형이며 마르면 3개로 갈라진다. 꽃은 6~8월에 하늘색으로 피고 줄기는 비스듬히 또는 곧추 자라며 밑부분에서 가지가 갈라지고 땅에 닿으면 뿌리를 낸다.

이용방법
봄에 자라나는 순을 꺾어 나물로 이용한다. 닭고기나 조개와 함께 끓여도 맛이 좋고 튀김으로 해도 좋다.

좁쌀냉이

잎은 어긋나기하며 엽병이 있고 홀수깃모양 겹잎으로 갈라지며 열편에 불규칙한 톱니가 있다. 열매는 장각과, 길이 2cm로서 작은 종자가 많이 들어 있으며 2개로 잘 터진다. 꽃은 4~5월에 피고 흰색이며 줄기는 높이가 20cm에 달하고 곧추 자라며 전체에 털이 있고 가지가 갈라지지만 황새냉이처럼 길게 뻗지는 않는다.

이용방법
봄철에 된장국에 넣어서 국거리로 먹거나 데쳐서 우려낸 것을 잘게 썰어 나물죽을 끓여먹기도 한다.

좁쌀풀

잎은 마주나기하거나 간혹 3~4개씩 돌려나기하고, 피침형 또는 좁은 달걀모양이며 열매는 둥근 삭과로 직경이 4mm 정도 되고, 끝에 길이 5~6mm의 암술대가 붙어 있다. 꽃은 6~8월에 피며 황색이고 높이 40~80cm이고 원줄기는 가늘고 직립하며, 근경은 옆으로 뻗으며, 많은 뿌리가 내린다.

이용방법
이른 봄에 어린순을 뜯어 나물로 무쳐 먹는다. 다른 산나물과 섞어 비빔밥으로 먹어도 좋다.

지칭개

근생엽은 꽃이 필 때까지 남아 있거나 없어지며 밑부분의 잎은 거꿀피침모양 또는 도피침상 긴 타원형이고 수과는 긴 타원형이며 암갈색이고 털이 없으며 관모는 우상이고 떨어지기 쉬우며 2줄이다. 꽃은 5~7월에 피고 홍자색의 통꽃만이며, 줄기는 곧게 서고 높이 60~80cm이며 속은 비어 있고 가지가 갈라진다.

이용방법
이른 봄에 겨울을 난 싹을 뿌리째 캐어 나물로 해먹는다. 때로는 국거리로 먹기도 한다.

질경이

많은 잎이 뿌리에서 퍼지며 잎은 타원형 또는 달걀모양이며 삭과는 꽃받침보다 2배 정도 길며 방추형이고 익으면 옆으로 갈라지면서 뚜껑이 열리고 6~8개의 흑색 종자가 나온다. 꽃은 6~8월에 피며 백색이고 원줄기는 없고 많은 잎이 뿌리에서 나와 옆으로 비스듬히 퍼진다. 근경은 짧고 수염뿌리와 뿌리잎이 뭉쳐 난다.

이용방법
봄부터 초여름까지 잎과 뿌리를 나물 또는 국을 끓여 먹으며 생잎은 쌈으로 먹기도 한다.

짚신나물

잎은 어긋나기하며 잎표면은 녹색으로 털이 성글게 있으며 뒷면은 담록색으로서 털이 더 많다. 수과는 도원추형으로 술잔모양의 꽃턱에 싸여 세로로 능선이 있고 8~9월에 익는다. 꽃은 6~8월에 피고 황색이다. 높이 30~100cm이며 전체에 털이 나 있고 가지가 갈라진다.

이용방법

이른 봄에 어린싹을 나물로 먹는다. 쓴맛이 강하므로 데쳐서 우려낸 다음 식용한다.

천문동

잎은 미세한 막질 또는 짧은 가시로서 줄기에 흩어져 난다. 과실은 장과로서 백색이며 구형이고 지름 6mm정도로서 그 속에 1개의 검은색 종자가 들어 있다. 꽃은 5~6월에 피고 담황색이며 원줄기는 덩굴성이고 길게 자라며 가늘고 평활하다. 근경은 짧고 많은 방추형의 뿌리가 사방으로 퍼지며 길이 5~15cm이다.

이용방법
뿌리는 약용 외에 식용으로도 쓰이는데 소금 한줌을 넣고 조려서 정과를 만들고 술에 담그거나 반찬거리로도 이용한다.

칠면초

잎은 어긋나기하고 육질이며 거꿀피침모양이거나 방망이 같고 낭과는 원반모양이며 육질의 꽃받침으로 싸여 있고 지름 1.5~2mm로서 렌즈같은 종자가 한개씩 들어있으며 배(胚)는 나선형이다. 꽃은 잡성으로서 8~9월에 피며 처음에는 녹색이지만 점차 자주색으로 변한다. 줄기는 높이 15~50cm이고 곧게 서며 윗부분에서 많은 가지가 나오고 털이 없다.

이용방법

어린순을 해물전에 넣어 부쳐 먹기도 하고 어린순을 이용하여 차로 마시기도 한다.

풀솜나물

근생엽은 여러개가 나와서 꽃이 필 때도 그대로 남아 있으며 선상 거꿀피침모양이고 수과는 길이 1mm 정도로서 점이 있고 관모는 약 3mm로서 흰색이다. 꽃은 5~7월에 피며 줄기는 높이 8~25cm이고 1~10개가 한군데에서 나오며 전체가 백색 털로 덮여 있고 밑부분에 옆으로 뻗는 가지가 있다.

이용방법

어린 잎과 순을 데쳐서 나물로 이용한다.

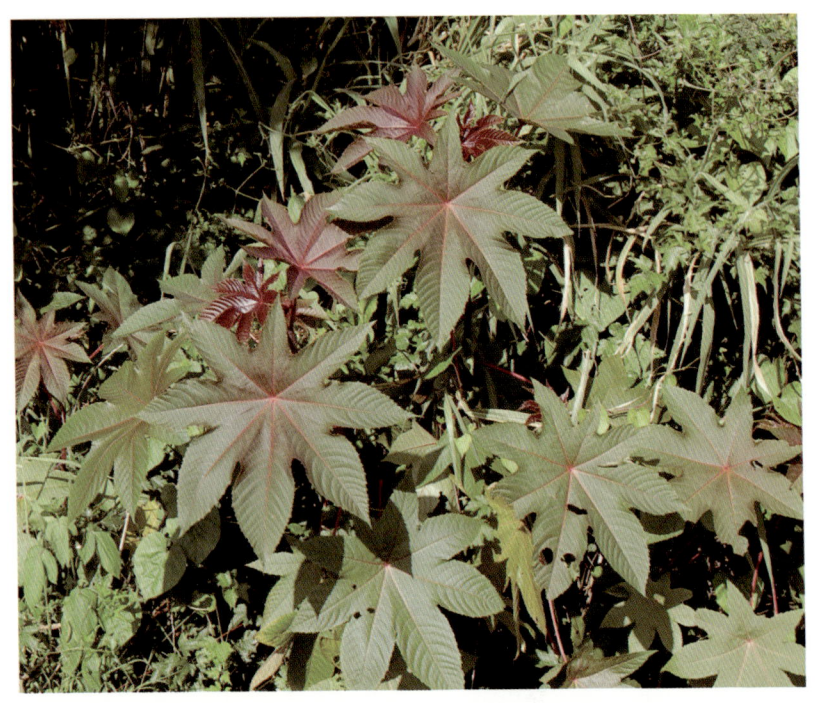

피마자

잎은 어긋나기하고 엽병이 길며 방패같고 열매는 삭과로 3실이고 대개 겉에 가시가 나며 각 실에 종자가 1개씩 들어 있다. 꽃은 8~9월에 피고 연한 황색, 연한 홍색이며 줄기는 높이가 2m에 달하며 가지가 나무처럼 갈라지고 줄기는 원기둥 모양이다.

이용방법

어린잎을 나물로 이용하고 말려서 사용한기도 한다. 말린 피마자잎을 물에 불렸다가 삶은 후 쌈으로 이용하기도 한다.

식물용어

가

- 거치[serra, 鋸齒] : 톱니. 톱날의 이처럼 잎 가장자리의 모양이 뾰족뾰족한 부분.
- 건과[dry fruit, 乾果] : 목질로 되거나 수분이 거의 없는 열매.
- 견모[slkiness, 絹毛] : 비단 같은 털을 이름
- 결각[incison, lobation, 缺刻] : 잎의 가장자리가 깊이 패어 들어감. 또는 그런 부분. 무, 가새뽕나무 따위의 잎 등.
- 경침[thorn, 梗鍼, 莖針] : 줄기의 한 부분이 변화되어 생긴 가시. 탱자나무, 매화나무, 분지나무, 찔레나무 등.
- 골돌(과)[follicle, dehisce, 菁莢(果), 骨突(果)] : 여러개의 씨방으로구성되어있으며, 1개의봉선을 따라 벌어지고 1개의 심피안에 1개또는 여러개의종자가들어 있는열매로 분과(分果)라고도 함. 예 ; 목련, 목단, 작약, 투구꽃, 붓순나무, 박주가리
- 광타원형[oval, 廣惰圓形] : 긴 지름과 짧은 지름의 차가 적고 원형에 가까운 타원형
- 괴경[tuber, 塊莖] : 덩이줄기. 식물의 땅속에 있는 줄기 끝에 양분을 저장하여 감자처럼 뚱뚱해진 땅속줄기를 말한다. 감자, 돼지감자, 튤립 등
- 괴근[tuberous root, 塊根] : 덩이뿌리. 뿌리가 비대하여 덩이를 형성하는 것으로 다수의 눈이 있어서 영양생식을 한다. 순무, 고구마, 다알리아 등
- 구경[bulb, corms, 球莖] : 알줄기. 노출된 줄기가 비대하여 구상(球狀)으로 변한 것.
- 구과[cones, 毬果] : 방울열매. 나자식물의 대표적인 열매 형태. 낙우송과 식물, 측백나뭇과 식물, 소나뭇과 식물 등의 열매
- 구근[bulb, 球根] : 알뿌리. 구근류(球根類) = 알뿌리 식물. 개화구(開花球) = 심고 당년 내지 익년도 개화기에 꽃을 피울 수 있는 구근 : 급첨두[mucronate, 急尖頭] : 잎 끝이 가시처럼 급히 뾰족한 것. 잎맥이 자라서 잎 끝이 가시처럼 뾰쪽한 것
- 기근[aerial root, pneumatophore, 氣根] : 공기뿌리. 식물의 땅위줄기 및 땅속에 있는 뿌리에서 나와 공기 가운데 노출되어 있는 뿌리.
- 기수우상복엽[odd pinnate, compound leaf, 奇數羽狀複葉] : 홀수깃모양겹잎. 잎줄기 좌우에 몇 쌍의 작은 잎이 짝을 이루어 달리고 그 끝에 한 개의 작은 잎으로 끝나는 깃모양 겹잎. 등나무, 초피나무 등
- 꽃자루[peduncle, flower stalk, 花梗(화경), 花柄(화병)] : 직접꽃이 달리는 작은 가지로 꽃을 받치고 있다. 꽃자루를 여러개 달고 있는 큰 가지를 꽃줄기라고도 한다.

나

- 난형[ovalness, 卵形] : '달걀꼴'로 순화. 달걀을 세로로 자른면과 같이 한쪽이 넓고 갸름하게 둥근모양(아랫부분이 넓은 모양)
- 납질[waxy, 獵質] : 초를 바른 듯이 표면에 윤기가 있는 것
- 낭과[utricle, 囊果] : 고추나무나 새우나무의 열매 처럼 베개 또는 주머니처럼 생긴 모양의 열매.
- 누두형[funnel form, 漏斗形] : 병꽃나무꽃처럼

깔대기와 같은 모양
- 능형[rhomboid, 菱形] : 마름모 또는 다이아몬드 형인 모양

다

- 단맥[uninervis, 單脈] : 주맥 1개만이 발달하고 측맥이 없는 것
- 단성화[unisexual flower, 單性花] : 한꽃에 암술과 수술 중 한 가지만 존재하는 꽃.
- 단신복엽[unifoliate, unifoliate compound leaf, 單身複葉] : 잎사귀가 하나여서 홑잎 같으나 잎자루에 마디처럼 작은 잎이 있다. 귤, 유자 등
- 단엽[simple leaf, unifoliate, 單葉] : 잎자루에 1개의 잎몸이 붙어 있는 잎
- 단정화서[solitary inflorescence, 單頂花序] : 꽃대의 꼭대기에 단 한 개의 꽃이 붙는 꽃차례. 튤립, 개양귀비 꽃, 목련, 모란 등
- 단화과[monothalmic fruit, 單花果] : 홑열매. 홑암술이 성숙해서 생긴 열매.
- 덩굴손[creeper, tendril, cirrus, 卷鬚(권수)] : 가지나 잎이 실처럼 변하여 다른 물체를 감아 줄기를 지탱하는 가는 덩굴.
- 도란형[obovate, 倒卵形] : 달걀을 꺼꾸로 세운 형상
- 도심장형[obcordate, 倒心臟形] : 심장을 거꾸로 세운 듯한 잎의 모양
- 도피침형[oblanceolate, 倒披針形] : 식물의 잎 모양이 거꾸로 된 피침 모양. 떡쑥의 잎, 덧나무의 잎, 노랑만병초의 잎 등이 있다.

- 두상화서[capitulum, 頭狀花序] : 두상꽃차례. 무한화서의 한가지로 여러 꽃이 꽃대 끝에 모여 붙어 머리모양을 이루어 한 송이의 꽃처럼 보임.
- 둔두[obtuse, 鈍頭] : 잎사귀, 꽃받침 조각, 꽃잎 따위의 끝이 무딘 것.
- 둔저[leaf base, 鈍底] : 잎의 밑양쪽 가장자리가 90° 이상의 각을 이루고 있는것.

마

- 막질[membranous, scarious, 膜質] : 얇은 막같은 잎의 재질
- 맥[vein, nerve, 脈, 葉脈] : 잎맥. 잎에 형성된 관다발(유관속계(維管束系))을 말하며 잎 속의 물과 양분의 이동통로이다.
- 면모[tomentose hairs, 綿毛] : 식물의 줄기, 잎, 꽃 등에 가늘고 부드러운 털이 밀생함
- 무한화서[indefinite inflorescence, 無限花序] : 무한꽃차례. 아래쪽이나 가장자리에 있는 꽃부터 피기 시작하여 위쪽으로 피어 가는 꽃차례.
- 미상[caudate, 尾狀] : 잎 끝이 갑자기 좁아져서 꼬리처럼 길게 자란 모양
- 미상화서[ament, 尾狀花序] : 미상꽃차례. 꼬리처럼 된 모양의 꽃이 줄기나 가지에 배열되는 모양. 또 꽃을 붙인 줄기나 가지.
- 밀선[honey gland, nectary, 蜜腺] : 꿀샘. 꽃받침, 꽃잎, 수술, 심피 또는 꽃바침이 변하여 꿀을 내는 것.

식물용어

바

- 반곡[revolute, 反曲] : 잎 등이 바깥쪽으로 감긴 것. 잎의 가장자리가 뒤로 젖혀진 것
- 방사형[radial form, actinocarpous, 放射型] : 중앙의 한 점에서 사방으로 바퀴살처럼 죽죽 내뻗친 모양
- 배상화서[cyathium, 盃狀花序] : 꽃대와 포엽이 변형하여 잔 모양으로 되는 작은 포엽(包葉)에 싸여 배상을 이루고, 그 속에 몇 개의 퇴화한 수꽃과 중심에 1개의 암꽃이 있음
- 복과[compound fruit, multiple fruit, 複果] : 여러 개의 꽃이 꽃차례를 이룬 채 성숙하여 한 개의 열매처럼 생긴 것.
- 복모[compound trichomes, 複毛] : 갈라진 털이나 돌기
- 복엽[compound leaf, 複葉] : 한 잎자루에 여러 개의 잎이 붙어 겹을 이룬 잎.
- 비늘줄기[bulb] : 줄기가 짧아져 그 주위에 양분을 저장하여 두껍게 된 잎이 많이 겹쳐 구형, 타원형, 달걀꼴을 이룬 지하경(파, 마늘, 나리등의 뿌리 따위).

사

- 삭과[capsule, 蒴果] : 과일의 속이 여러 칸으로 나누어져서 각 칸 속에 많은 종자가 들어있으며 익으면 과피(果皮)가 말라 갈라지면서 씨를 퍼뜨리며 여러 개의 씨방으로 된 열매
- 산방화서[corymb, 繖房花序] : 총상 꽃차례와 산형 꽃차례의 중간형이 되는 꽃차례이며, 꽃가지가 아래에서 위로 차례대로 달리지만 아래의 꽃가지 길이가 길어서 아래쪽에서 평평하고 가지런하게 핀다. 산사나무, 마타리, 수국, 산수국, 유채 등
- 산형화서[umbel, 傘形花序] : 꽃대의 끝에서 많은 꽃이 방사형으로 나와서 끝마디에 꽃이 하나씩 붙는다. 미나리, 산마늘, 부추
- 상과[sorosis, 桑果] : 복화과(複花果)의 하나. 짧은 꽃대에 많은 꽃이 엉겨서 피고 열매가 다닥다닥 열어 겉으로 보기에 한 개처럼 보인다.
- 선모[glandular hair, 腺毛] : 분피구조에 있어 단세포 또 다세포로 형성된 털모양의 부분을 말하며 통상 비분피세포의 병(柄)위에 붙어 있음.
- 설저[cuneate, 楔底] : 쐐기 모양으로 점점 좁아져 뾰족하게 된 엽저
- 설형[wedge-shaped, 楔形] : 쐐기의 형상. 쐐기 모양
- 섬모[cilia, trichome, 纖毛] : 솜털, 세모(細毛)
- 소엽[leaflet, foliole, 小葉] : 복엽에 달려 있는 작은 잎. 소엽(小葉)이 모여 엽(葉, leaf, lobe)으로 됨
- 소화경[pedicel, 小花梗] : 꽃과 가지를 연결하는 부위로 꽃자루에 붙어 꽃을 직접 받치고 있는 대
- 속생[fasciculate, 束生] : 뭉쳐나기. 잎, 꽃, 줄기, 가지 등 식물의 기관 일부가 서로 접근해서 다발과 같이 모여 나는 것
- 수과[achene, 瘦果] : 1실에 한 개의 씨가 들어있고 얇은 과피에 싸이며 닭의 깃털과 같은 털이 나있는 것도 있다.
- 수상화서[spike, 穗狀花序] : 수상꽃차례. 꽃자루가 없거나 또는 짧아서 축에 접착하여 수상이 되어 있는 꽃차례로 무한 꽃차례의 하나.
- 시과[samara, key fruit, 翅果] : 씨방의 벽이 늘어나 날개 모양으로 달려 있는 열매

- 신장형[reniform, 腎臟形] : 콩팥과 같이 생긴 모양. 흔히 나무 잎사귀의 형태를 두고 이른다.
- 실편[scale, 實片] : 구과를 이루고 있는 비늘모양의 조각. 나선상으로 붙어 있는 경우가 많다.
- 심장저[cordate, heart-shaped, 心臟底] : 잎의 밑부분이 마치 심장의 밑처럼 생긴 것

아

- 악편[sepal, 顎片] : 꽃받침의 조각
- 양성화[bisexual flower, hermaphrodite flower, 兩性花] : 자웅동화. 한꽃안에 암술과 수술을 가지는 꽃. 매화, 무우 및 나팔꽃 등이 여기에 해당됨.
- 엽병[leaf stalk, petiole, 葉柄] : 잎몸과 가지와 연결된 자루로 식물의 잎을 지탱하는 꼭지부분(밑부분). 잎을 햇빛방향으로 바꾸는 작용을 함.
- 엽침[spine, 葉針] : 잎이 변하여 가시가 된 것
- 예거치[serrate, 銳鋸齒] : 가장자리가 톱니처럼 날카로운 것, 겹으로 뾰족한 톱같이 생긴 것을 중예거치(重銳鋸齒;double serrate)라 한다.
- 예두[acute, 銳頭] : 끝이 뾰족한 것, 비슷한 모양으로 점첨두, 급첨두가 있음
- 예저[acute, 銳底] : 밑 모양이 좁아지면서 뾰족한 것, 비슷한 모양으로 설저(楔底)가 있음
- 예철두[cuspidate, 銳凸頭] 첨 : 침 끝같이 뾰족한 잎 끝
- 우상맥[pinnately veined, 羽狀脈] : 새의 깃 모양으로 좌우로 갈라진 잎맥
- 우상복엽[pinnate compound leaf, 羽狀複葉] : 소엽이 총엽병의 좌우에 날개모양으로 달려 있는 잎

- 웅화서[male(staminate) catkin, 雄花序] : 수꽃의 꽃차례. 화분만을 이용할 수 있도록 인위적으로나 구조적으로 수꽃의 형태를 이룬 수이삭(雄穗).
- 원두[rounded leaf apex, 圓頭] : 잎 끝이 둥글게 생긴 것
- 원저[rounded leafbase, 圓底] : 잎의 밑부분이 둥글게 생긴 것
- 원추화서[panicle, 圓錐花序] : 하나의 꽃대에 여러 개의 총상화서가 붙어있어서 전체적인 모양이 원뿔모양인 꽃차례. 남천, 벼, 꼬리조팝, 금꿩의다리 등
- 유두상[papillate, papillose, 乳頭狀] : 표면에 작은 돌기물이나 융기물이 젖꼭지형상으로 있는 모양. (=젖꼭지모양)
- 육질[fleshy, 肉質] : 잎몸이나 과육을 이루는 세포가 깊고 두꺼운 것
- 은화과[syconus, 隱花果] : 꽃이삭이 다육질인 단지 모양으로 되어 그 안속에 과실이 달리는 과실의 형으로 무화과나무, 천선과나무 등
- 이가화[dioecious, 二家花] : 암꽃과 수꽃이 각각 다른 그루에 달려 있는 꽃. 자웅이주(雌雄異株)라고도 한다.
- 인엽[scaly leaf, 鱗葉] : 비늘조각잎. 비늘모양의 잎, 향나무의 경우 인엽과 침엽이 섞여있다
- 일가화[monoecious, 一家花] : 암꽃과 수꽃이 한 그루에 달려있는 꽃. 자웅동주(雌雄同株)라고도 한다.

식물용어

자

- 자웅동주[monoecious, 雌雄同株] : 암수 한 그루. 암꽃과 수꽃이 한 그루에 함께 달려 있는 것. 일가화라고도 함.
- 장과[berry, bacca, juice fruit, succulent fruit, 漿果] : 과육과 액즙이 많고 속에 씨가 들어 있는 과실. 감, 귤, 포도 따위가 있다.
- 장상맥[palmately vein, 掌狀脈] : 손모양 맥. 잎자루의 끝에서 여러 개의 주맥(主脈)이 뻗어 나와 손바닥 모양으로 된 엽맥. 단풍잎, 포도 잎 등
- 장상복엽[palmate compound leaf, 掌狀複葉] : 한 개의 잎자루에 여러 개의 작은 잎이 손바닥처럼 방사상으로 붙은 겹잎을 이른다.
- 장타원형[oblong, ellipse, 長楕圓形] : 길이가 너비의 2배 이상 길고, 양쪽 가장자리가 평행한 모양
- 점첨두[acuminate, 漸尖頭] : 점점 길게 뾰족해진 잎 끝
- 종피[seed coat, testa, spornioderm, 種皮] : 씨껍질.
- 주맥[main vein, mid-vein, 主脈] : 잎의 한가운데 있는 가장 큰 잎맥. 중륵(中肋)이라고도 함.
- 중성화[neutral flower, 中性花] : 암술과 수술이 모두 없는 꽃. 종자 식물의 꽃에 암술·수술이 퇴화되었다든가 발육이 불완전하여 종자를 만들지 못하는 꽃
- 지하경[rhizome, rootstock, subterranean stem, 地下莖] : 땅속줄기. 땅속에 있는 식물의 줄기. 연(蓮)의 뿌리줄기, 감자의 덩이줄기, 토란의 알줄기, 백합의 비늘줄기 등

차

- 차상맥[dichotomous vein, 叉狀脈] : 서로 엇갈려 갈라지면서 계속 이어지는 잎맥
- 총상화서[raceme, 總狀花序] : 무한 꽃차례의 하나. 긴 꽃대에 꽃자루가 있는 여러 개의 꽃이 어긋나게 붙어서 밑에서부터 피기 시작하는 꽃
- 총포[involucre, 總苞] : 잎이 변하여 꽃, 열매의 밑둥을 싸고 있는 비늘 같은 조각.
- 취과[aggregate fruit, 聚果] : 심피 또는 꽃받침이 육질로 되고 많은 소핵과로 구성되어 있는 열매; 산딸나무, 까마귀밥나무속
- 취산화서[cyme, centrifugal inflorescence, 聚散花序] : 먼저 꽃대 끝에 한 개의 꽃이 피고 그 주위의 가지 끝에 다시 꽃이 피고 거기서 다시 가지가 갈라져 끝에 꽃이 핀다. 미나리아재비, 수국, 자양화, 작살나무, 백당나무 따위가 있다.

타

- 탁엽[stipple, 托葉] : 턱잎. 엽병 밑의 가지와 닿은 부분의 좌우에 비늘과 같은 잎이 달려 있는 것

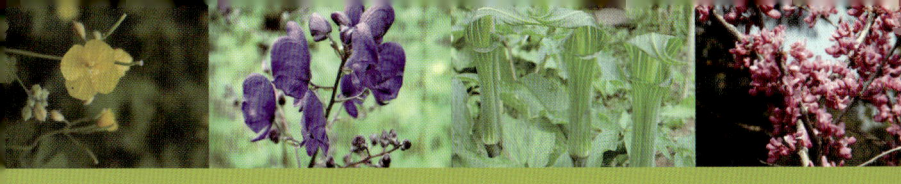

파

- 평활[glabrous, 平滑] : 잎 표면에 털이 없고 밋밋한 것
- 포복경[surface runner, creeping stem, 匍匐莖] : 기는줄기. 땅 위로 기어서 뻗는 줄기. 고구마 줄기, 수박 줄기, 딸기 줄기 따위이다.
- 풍매화[anemophilous, 風媒花] : 바람에 의하여 수분이 되는 꽃.

하

- 합판화[sympetalous, compound[gamopetalous] flower, 合瓣花] : 꽃잎이 서로 붙어서 한 개의 꽃판을 이루는 꽃. 진달래, 도라지꽃, 철쭉, 호박꽃, 배꽃등
- 핵과[drupe, 核果] : 장과(漿果)의 하나. 씨가 굳어서 된 단단한 핵으로 싸여 있는 열매로, 외과피는 얇고 중과피는 살과 물기가 많다.
- 혁질[coriaceous, 革質] : 가죽과 같이 두껍고 광택이 있는 잎
- 협과[legume, 莢果] : 열매가 꼬투리로 맺히며 성숙한 열매가 건조하여지면 심피 씨방이 두 줄로 갈라져 씨가 튀어 나온다.
- 호생[alternate, 互生] : 한 마디에 잎이 서로 어긋나기로 달리는 것.
- 화경[peduncle, 花梗] : 꽃자루. 꽃이 달리는 짧은 가지.
- 화관[corolla, 花冠] : 꽃잎 전체를 이르는 말. 꽃받침과 함께 꽃술을 보호한다.
- 화서[inflorescence, 花序] : 꽃대에 달린 꽃의 배열, 또는 꽃이 피는 모양.
- 화피[perianth, tepal, perigone, 花被] : 꽃받침과 꽃잎을 합친 이름.

비타민의 보물창고 들나물

초판 1쇄 인쇄　2014년 04월 05일
초판 1쇄 발행　2014년 04월 10일
엮 은 이　장호일
발 행 인　이범만
발 행 처　**21세기사**(제406-00015호)
　　　　　경기도 파주시 산남로 72-16 (413-130)
　　　　　Tel. 031-942-7861　　Fax. 031-942-7864
　　　　　E-mail : 21cbook@naver.com
　　　　　Home-page : www.21cbook.co.kr
　　　　　ISBN 978-89-8468-535-2

정가 15,000원

이 책의 일부 혹은 전체 내용을 무단 복사, 복제, 전재하는 것은 저작권법에 저촉됩니다.
저작권법 제136조(권리의침해죄)1항에 따라 침해한 자는 5년 이하의 징역 또는 5천만 원 이하의 벌금에 처하거나 이를 병과(倂科)할 수 있습니다. 파본이나 잘못된 책은 교환해 드립니다.